d 121/35.

RECHERCHES

SUR

LES MONORCHIDES ET LES CRYPTORCHIDES

Paris. — Imprimerie de L. MARTINET, rue Mignon, 2.

RECHERCHES
SUR
LES MONORCHIDES
ET
LES CRYPTORCHIDES
CHEZ L'HOMME

MÉMOIRE
LU ET PRÉSENTÉ A LA SOCIÉTÉ DE BIOLOGIE DANS LA SÉANCE DU 8 MARS 1856

Par M. ERNEST GODARD
Interne des hôpitaux de Paris, membre de la Société anatomique

(Travail basé sur 42 observations originales recueillies par l'auteur)

PARIS
LIBRAIRIE DE VICTOR MASSON
PLACE DE L'ÉCOLE DE MÉDECINE

1856

RECHERCHES

SUR

LES MONORCHIDES ET LES CRYPTORCHIDES

CHEZ L'HOMME.

(Travail basé sur 42 observations originales recueillies par l'auteur) (1).

On donne le nom de monorchides (*monorchis*, de μόνος seul, et ὄρχις, *testicule*) aux hommes qui n'ont qu'un seul testicule dans les bourses.

Les cryptorchides ou crypsorchides (de *cripsorchis*, κρύψορχος, de κρύπτειν, et ὄρχις, *testicule*) sont ceux dont le scrotum ne renferme pas de testicules.

Dans ces deux anomalies la glande spermatique, qui n'est point dans le scrotum, a subi un arrêt dans sa migration, et presque constamment on la trouve dans un des points qu'elle avait à parcourir pour arriver dans les bourses.

On a cité quelques cas d'absence complète du testicule. Riolan a disséqué un jeune homme qui n'avait que le testicule gauche; MM. Blandin, Velpeau et Cruveilhier ont observé des faits semblables. Ainsi on pourrait admettre, à la rigueur qu'une de ces

---

(1) Les limites imposées à ce travail ne nous ont point permis de rapporter toutes les observations recueillies; les principales seulement sont analysées.

glandes peut manquer; mais ces cas étant très rares, on doit se demander si cette anomalie n'était point plutôt apparente que réelle (1). Comme on le verra dans le cours de ce travail, la connaissance de ces vices de conformation est du plus grand intérêt pour le chirurgien.

La science possède des travaux intéressants sur la descente et les anomalies de position du testicule. Les deux Hunter ont étudié la glande spermatique et ses annexes pendant la vie fœtale, la formation de la tunique vaginale et les phénomènes physiologiques de la migration testiculaire.

Quelmatz (*Collection anatomique de Haller*, t. V, p. 1) a écrit le premier sur les positions irrégulières du testicule.

Wrisberg (*De descensu testiculi*) a étudié la même question.

Arnaud (*Mémoires de chirurgie*, t. 1) a indiqué les différences locales du testicule et leur nombre indéterminé. Dans son travail on rencontre des observations concernant les vices de position du testicule et les dangers inhérents à cette anomalie.

Richter (*Traité des bandages*) a étudié le testicule retenu dans l'aine comme complication de la hernie inguinale congénitale.

Rœnlinder, en 1782 (*De testiculi situ alieno*), a publié un mémoire sur le sujet que nous traitons.

On trouve quelques exemples de monorchides ou de cryptorchides dans Cabrol (*Alphabet anatomique*, p. 87), et dans le *Traité des bandages* de Verdier, p. 446.

Desgenettes cite une observation intéressante de cryptorchide dans le *Journal de médecine*, juillet 1794.

Dans l'ouvrage de Curling (2), on trouve un article sur la descente incomplète du testicule. Après avoir cité les faits qu'il a recueillis, l'auteur anglais rapporte des notes qui lui ont été données par les docteurs Cock, Poland et Simpson.

---

(1) « Un testicule peut manquer, dit M. Onésime Lecomte (thèse inaugurale, page 33), mais ces cas sont très rares, et cette anomalie n'est presque toujours qu'apparente. »
« Il est possible que des individus n'aient qu'un seul testicule comme il en existe qui n'ont
» qu'un rein, alors cette glande est plus volumineuse qu'elle ne l'est ordinairement. »
(Montfalcon, *Dict.* en 60 vol., vol. LIV, p. 588.)

M. Follin ne cite pas dans son mémoire (1851) un seul cas d'absence complète du testicule.

(2) *Diseases of the Testis*, 2ᵉ édition, page 13.

On trouve dans différents recueils des exemples fort intéressants d'ectopie testiculaire que l'on doit à MM. Cloquet (1), Jobert de Lamballe, Delasiauve (2), Mayo (3), Velpeau (4), Malgaigne, Pétrequin, Gosselin (5), Jarjavay (6), etc., etc.

Quelques exemples de ces anomalies sont rapportés dans le grand *Dictionnaire des sciences médicales*. Dans les *Mémoires de la Société de biologie* de 1850, on trouve un travail de M. Ch. Robin sur la nature musculeuse du *gubernaculum testis* et sur la situation du testicule dans l'abdomen.

Mais les travaux les plus complets que nous possédons sont le Mémoire de M. Follin sur les anomalies de position du testicule (7) ; la Thèse inaugurale de M. le docteur Lecomte sur les ectopies congénitales des testicules et les maladies de ces organes engagés dans l'aine ; et un chapitre fort intéressant sur les anomalies du testicule, qui se trouve dans le *Traité de l'impuissance*, du docteur Félix Roubaud (8).

Les chirurgiens du siècle dernier (Pott, Lassus, Chopart), ceux de l'époque actuelle (MM. Roux, Velpeau, Gama, H. Larrey), ont publié des observations sur les maladies du testicule retenu dans l'aine.

En 1820, Rosenmerkel a fait un travail sur le même sujet.

Dans le vingt-quatrième volume des *Mémoires de médecine et de pharmacie militaires* se trouve un traité de M. le docteur Robert.

M. le docteur Piogey a publié une observation que nous avons reproduite complétement (9). M. Lecomte a étudié dans sa Thèse (1851) les maladies du testicule retenu dans l'aine.

Dans Curling, on trouve un grand nombre d'observations intéressantes.

(1) *Recherches sur les causes et l'anatomie des hernies abdominales*, p. 24.
(2) *Revue médicale*, mars 1840.
(3) *Human Physiology*, 3ᵉ édition, p. 411.
(4) *Anatomie chirurgicale*, p. 192.
(5) *Bulletin de l'Académie de médecine*, 1852, t. XVI, p. 463.
(6) *Traité d'anatomie chirurgicale*, t. I, p. 277 ; 1852.
(7) *Archives de médecine*, 1851.
(8) Paris, J.-B. Baillière, 1855.
(9) Page 28.

Chez les monorchides et les cryptorchides, l'infirmité peut être due, soit : 1° à une anomalie congénitale ; 2° à la castration ou à l'atrophie de la glande spermatique, accident qui est quelquefois consécutif à l'inflammation de cet organe.

Dans ce travail nous ne nous sommes occupés que du premier groupe. Nous avons dû faire séparément l'histoire des monorchides et des cryptorchides

MONORCHIDES.

Le monorchide n'a qu'un testicule dans le scrotum, celui du côté opposé étant renfermé dans la cavité abdominale, le canal inguinal, crural, etc., ou encore dans le scrotum ; mais alors il est complétement désorganisé, et il ne présente plus qu'un cordon constitué par quelques éléments dissociés de la glande spermatique.

Dans les nombreuses observations que nous avons recueillies sur cette anomalie qui affecte soit le côté gauche, soit le côté droit, nous avons vu que le testicule occupait différents points de la cavité abdominale, du petit bassin, des canaux inguinaux et cruraux ou du scrotum. Tantôt les deux glandes spermatiques étaient saines (1), d'autres fois, l'une d'elles avait subi une altération morbide ; enfin, deux fois seulement, les testicules étaient l'un et l'autre à l'état pathologique.

Dans le but de donner plus de clarté à notre description, et afin de pouvoir tracer complétement l'histoire de l'anomalie que nous décrivons, nous avons classé nos observations en quatre grands groupes qui comprennent tous les cas que nous avons observés.

Ainsi : 1° Le testicule descendu, et celui du côté opposé arrêté dans son évolution, peuvent être sains.

2° Le testicule descendu pourra être normal, le non-descendu malade.

(1) Le testicule qui n'est point descendu dans le scrotum offre, comme nous le verrons plus loin, certaines altérations de nature fibreuse ou graisseuse qui, d'après les observations citées jusqu'à ce jour, constituent ce que nous appelons son *état normal*. Mais en outre il est sujet aux différentes maladies du testicule descendu (orchite, cancer, etc.). Aussi dirons-nous qu'un testicule renfermé dans l'abdomen, par exemple, est sain quand il ne présentera que l'altération qui lui est *inhérente*.

3° Le testicule descendu pourra être à l'état pathologique, celui du côté opposé, arrêté dans son évolution, étant sain.

4° Enfin, les deux glandes pourront être malades.

Chaque division offrira quelques variétés suivant le côté où siégera l'anomalie, et d'après le lieu dans lequel le testicule aura terminé son évolution.

PREMIÈRE DIVISION.

Le testicule descendu et celui du côté opposé arrêté dans son évolution, peuvent être sains.

Cette variété est la plus fréquente, car, sur 37 cas de monorchides, nous l'avons rencontrée 17 fois :

9 fois l'anomalie était du côté gauche (1).
6 du côté droit.
2 côté non indiqué.

Nous avons interrogé avec le plus grand soin tous les monorchides dont nous avons recueilli l'observation, afin de savoir à quelle cause on pouvait rattacher leur vice de conformation, et nous avons constaté que, si cette anomalie n'avait point de cause prédisposante bien marquée, elle résultait le plus souvent d'un accident anatomique ou d'une erreur de diagnostic qui avait déterminé une application faite mal à propos d'un bandage herniaire.

CAUSES PRÉDISPOSANTES. — Dans un cas, l'anomalie était héréditaire, et elle coïncidait avec une atrophie notable de la moitié correspondante du corps.

OBS. — M. X. père est monorchide; son fils, qui est le sujet de l'observation suivante, présente la même anomalie; mais son frère, né d'un autre mariage, a les deux testicules normaux.

(1). Nous lisons dans Curling (*Diseases of the Testis*, page 13) que, d'après un tableau fait par Wrisberg, l'ectopie testiculaire est plus fréquente du côté gauche que du côté droit, comme 7 est à 5.
Le docteur Marshall, sur 10,800 conscrits, a noté que cinq fois le testicule droit manquait, six fois il y avait ectopie du côté gauche, sur ce nombre considérable il n'y avait qu'un seul cryptorchide.

M. le docteur Gosselin a recueilli un fait d'hérédité plus intéressant que le nôtre; il a pris l'observation du nommé L..., qui avait un arrêt congénital du testicule dans l'anneau inguinal, disposition qui existait chez son père, et qui existe chez son fils (1).

M. le docteur Vidal (de Cassis) a observé deux frères qui avaient l'un et l'autre un testicule logé dans la fosse périnéale.

Chez le sujet de l'observation suivante, l'ectopie testiculaire coïncidait avec une atrophie notable de la moitié correspondante du corps.

Obs. — M. X., étudiant en médecine, vingt-quatre ans, homme fort et vigoureux, a toute la moitié gauche du corps sensiblement moins développée que la moitié droite, cette différence porte même sur la face. Le testicule droit est du volume normal. Dans la partie moyenne du canal inguinal gauche, on sent une tumeur du volume d'une amande formée par le testicule aplati. Cet organe est mobile, et le sujet de cette observation peut le faire remonter à volonté en contractant le crémaster.

M. X. est très enclin aux plaisirs sexuels.

Causes déterminantes. — Elles peuvent être, 1° anatomiques, ou 2° la conséquence d'une erreur de diagnostic, et par suite résulter d'une application maladroite de bandages.

A. *Causes anatomiques.* — Elles dépendent :

1° Du testicule;
2° Du gubernaculum testis;
3° Des piliers de l'anneau inguinal.

1° Dans un mémoire publié en 1851 (2), M. le docteur Follin s'exprime ainsi : « C'est bien rarement, je pense, qu'on pourrait, comme Hunter l'a fait, accuser les testicules d'être la cause de leur arrêt; il faudrait pour cela une hypertrophie peu commune aux premiers temps de la vie et, d'un autre côté, on n'ignore pas que le testicule est complétement passif dans le phénomène de sa descente. »

Nous ne partageons pas complétement les idées du savant anatomiste que nous venons de citer; pour nous, au contraire, le testi-

---

(1) O. Lecomte, *Thèse inaugurale*, page 49.
(2) *Archives de médecine*, juillet 1851.

cule est fort souvent la cause première de l'ectopie. Ainsi, pendant son évolution, il peut s'enflammer, et alors, augmentant de volume, il ne peut plus traverser l'anneau ni cheminer dans le canal inguinal. L'orchite, chez le nouveau-né, est rare, il est vrai; cependant, il y a peu de temps, nous en avons recueilli une observation dans le service de M. le professeur N. Guillot; la glande avait quadruplé de volume. Que serait-il arrivé si cet accident fût survenu pendant la descente de l'organe? Si le testicule s'enflamme, non-seulement il s'hypertrophie, mais encore il contracte des adhérences avec les parties voisines ; c'est, au reste, ce que l'on remarque chez l'adulte, et ce que j'ai noté dans l'observation citée plus haut. Et alors, si les parties auxquelles il s'unit sont fixes, si des fausses membranes s'organisent, il est arrêté à tout jamais dans le point où il se trouvait au moment de l'accident; s'il adhère à des organes mobiles (épiploon, intestin), il les entraîne. Tel est quelquefois le mode de formation des hernies congénitales.

Enfin, tout en étant passif dans son évolution, le testicule peut prendre une position qui entrave sa descente.

Obs. — En juillet 1855, M. le docteur Legendre, prosecteur des hôpitaux, a disséqué un enfant de vingt-cinq mois qui avait le testicule droit descendu complétement; celui du côté gauche était arrêté au niveau de l'orifice abdominal du canal inguinal, en travers duquel il était placé; l'épididyme de ce côté, enveloppé par le *gubernaculum testis*, était engagé dans le canal inguinal.

2° Dans le travail de M. Follin, nous voyons que la descente du testicule (1), jusqu'au canal inguinal, serait due au *gubernaculum testis*, la marche de l'organe, jusqu'au fond du scrotum, serait sous l'influence de la pesanteur. Pour Curling, le gubernaculum a un rôle plus complet. D'après l'auteur anglais, les fibres qui partent du ligament de Poupart, ou du muscle oblique interne, ont pour action de diriger la glande dans l'intérieur du canal inguinal, celles qui

---

(1) « Le crémaster ou *gubernaculum testis* est un véritable muscle du testicule chargé »d'attirer la glande de l'abdomen dans le canal inguinal. Arrivé là, l'organe achève de » descendre dans le scrotum, soit par la pression des viscères, soit par son propre poids.» (Robin, *Mémoires de la Société de biologie*, 1850.)

s'insèrent au pubis l'amènent au dehors de l'anneau cutané. Enfin, celles qui partent du fond du scrotum le conduisent au lieu qui lui est destiné.

Nous admettons avec M. Follin que l'ectopie testiculaire peut dépendre d'une atrophie ou du défaut de développement du *gubernaculum testis;* mais, nous ajouterons trois autres causes : la paralysie de ce muscle, l'absence du faisceau scrotal, ou encore une insertion anormale, fait qui seul peut expliquer comment le testicule s'est quelquefois porté dans le canal crural, dans la région périnéale.

3° Les anneaux fibreux du canal inguinal peuvent être trop étroits, surtout l'anneau externe, et alors ils opposent à la migration testiculaire un obstacle d'autant plus grand qu'elle s'est faite plus tardivement.

L'absence de scrotum n'est point une cause d'ectopie, exemple le fait rapporté par Verdier (1). Dernièrement, à l'hôpital Necker, nous avons observé un cas presque semblable.

B. *Causes résultant d'une erreur de diagnostic.* — L'arrêt du testicule dans l'abdomen ou dans le canal inguinal, est le plus souvent la conséquence d'une erreur de diagnostic faite quelquefois par le chirurgien; mais presque constamment par le bandagiste. — Qu'arrive-t-il en effet : un enfant a dans la région inguinale une tumeur mobile réductible, qui s'engage dans le canal ou qui descend dans les bourses lorsqu'il tousse et lorsqu'il fait des efforts. Au lieu de le mener chez un chirurgien on le conduit chez un bandagiste qui, sans examiner si le scrotum renferme les deux testicules, diagnostique de suite une hernie, et appliqué un brayer. Mais, tantôt la tumeur se laisse réduire facilement pour la plus grande joie des parents, qui ne se doutent pas qu'ils ont privé, peut-être à tout jamais, l'enfant de l'un de ses testicules. D'autres fois, et c'est le cas le plus heureux, la glande comprimée devient le siége de douleurs intolérables, la victime de l'ignorance du bandagiste est conduite chez un chirurgien qui fait enlever le bandage, et le testicule vient prendre dans le scrotum la place qui lui était des-

---

(1) Verdier (*Traité des bandages*) a donné des soins à un homme dont les testicules étaient sortis de l'abdomen à l'âge de trente-quatre ans, et chez lequel il y avait absence totale des bourses. (Thèse de M. Lecomté, page 28.)

tinée. Mais quelquefois alors, le mal est irrémédiable. Le bandage a oblitéré les anneaux, ou encore le testicule, comprimé par la pelote, s'est enflammé et a contracté des adhérences avec les parois du canal inguinal ; bien heureux le monorchide s'il ne fait que perdre un testicule, et si l'organe arrêté ne devient pas plus tard le siége d'une dégénérescence.

Si nous pouvions transcrire complétement toutes les observations que nous avons prises, et celles qui sont consignées dans les auteurs, on verrait que nous venons de raconter l'histoire d'un grand nombre de monorchides.

Siége de l'ectopie testiculaire. — Nous avons recherché avec le plus grand soin dans quel point le testicule était le plus fréquemment arrêté, et nous avons noté que : 13 fois le testicule était dans le canal inguinal droit.

14 fois dans celui du côté gauche.

2 fois dans la région périnéale.

1 fois dans la fosse crurale droite (1).

1 fois dans la fosse iliaque droite.

2 fois dans le scrotum (observations de Patrin et Millet).

2 fois le testicule n'a pas été reconnu : 1 fois côté droit, 1 fois côté gauche.

L'ectopie testiculaire détermine des modifications dans l'état du scrotum, la moitié correspondant au testicule descendu est notablement moins développée.

(1). M. Chassaignac, chirurgien à l'hôpital la Riboisière, a bien voulu nous fournir la note suivante :

En 1854, j'ai été consulté par le nommé X.... âgé de vingt et un ans, qui voulait me faire examiner un bandage. Le testicule gauche était descendu ; la moitié droite du scrotum était vide ; dans la fosse crurale de ce côté, il y avait une tumeur formée par le testicule. Je pensai tout d'abord que la glande était sortie par l'anneau crural ; mais les renseignements fournis par le malade, et un examen plus attentif des parties, me firent voir que le testicule arrêté dans le canal inguinal avait été pris pour une hernie, qu'un bandage avait été appliqué, et que la glande s'était frayé une voie à travers la paroi antérieure du canal inguinal, et s'était arrêtée dans la fosse crurale.

M. Vidal a vu un testicule sorti de l'abdomen par l'anneau crural simuler une hernie crurale. Du même côté il y avait une hernie inguinale.

Eckardt a noté le fait suivant : Un testicule qui était engagé dans le canal inguinal, ayant été repoussé dans le ventre par le malade, sortit de la cavité abdominale par l'anneau fémoral. (Loders, *Journal. für die Chirurg.*, IIe, Bd, Stff. S. 187.)

Assez souvent le testicule unique est plus gros qu'à l'ordinaire, mais ce fait n'est pas aussi fréquent qu'on le croit.

Diagnostic. — L'absence d'un testicule dans le scrotum coïncidant avec la présence d'une tumeur dans une des régions que nous venons de citer, pourra servir à établir le diagnostic.

Diagnostic suivant les variétés :

Ectopie inguinale. — Si la glande est arrêtée au niveau du canal inguinal, par le palper on reconnaît l'existence d'une tumeur dont le volume varie depuis celui d'un petit œuf jusqu'à celui d'une fève.

Cette tumeur est le plus ordinairement fixe, d'autres fois elle jouit d'une certaine mobilité.

Elle est quelquefois ovalaire, plus souvent aplatie. Ce changement de forme peut dépendre de la compression exercée par les parois du canal (l'examen des testicules restés dans la cavité abdominale montrerait si notre hypothèse est exacte). Dans les cas que nous avons observés nous n'avons pu isoler les éléments de l'organe et reconnaître le testicule, l'épididyme, le canal déférent.

Un testicule arrêté dans le canal inguinal doit être distingué :

De la hernie, du kyste du cordon, d'un phlegmon, d'un bubon.

Ectopie périnéale. — Cette variété est fort rare.

M. Ricord a bien voulu nous en communiquer deux exemples. Hunter en a rapporté deux cas. M. Vidal (de Cassis) a observé ce vice de conformation sur un compositeur distingué et sur l'un de ses frères.

Chez tous deux le testicule était logé dans la région périnéale un peu au-dessus de l'anus, là où l'on pratique l'incision pour la taille bilatérale (1).

Si sur un sujet qui est monorchide et qui n'a pas de tumeur dans

(1) Sur le cadavre d'un homme de trente-cinq ans, M. Ledwich a noté une absence complète de la moitié droite du scrotum. Le testicule de ce côté, placé dans le périnée à un pouce au-devant de l'anus, était en avant et en dedans de la branche ascendante de l'ischion et en avant de la tubérosité de cet os. La glande très mobile pourrait facilement être poussée dans le scrotum, mais abandonnée à elle-même, elle reprenait sa position première ; elle était petite, ramollie, le canal déférent renfermait des spermatozoaires. (*Dublin Journal of Medical Science*, Feb., 1855, p. 76.)

le canal inguinal ou dans la fosse iliaque correspondante à la moitié vide du scrotum, on trouve dans la région périnéale une tumeur mobile ou adhérente, qui, pressée, détermine la douleur spéciale que donne le testicule comprimé. On peut croire à cette variété d'anomalie.

Ectopie iliaque. — Elle est fort difficile à reconnaître. Toutefois on pourra la diagnostiquer, si du côté correspondant à l'ectopie on rencontre dans la fosse iliaque une tumeur de petit volume qui, étant pressée, donne lieu à la douleur spéciale du testicule comprimé.

Lorsque le testicule désorganisé ne forme dans le scrotum qu'une sorte de cordon appendu à l'anneau inguinal externe, le diagnostic est difficile, car ce cordon peut échapper à l'examen.

ANATOMIE PATHOLOGIQUE. — Dans cette partie de notre travail nous avons étudié à part les altérations du testicule et de ses annexes.

Testicule. Quand on étudie chez l'adulte l'ectopie testiculaire, on constate presque constamment une atrophie de la glande. MM. Bright, Curling, Follin, ont noté ce fait. Nous avons observé une seule fois le contraire (1). M. Lecomte, qui a indiqué cette diminution de volume, la croit due à un arrêt de développement de l'organe, ou à la compression exercée par les bandages.

Le testicule peut être mobile, mais le plus souvent il est fixé aux parties voisines ou logé dans une sorte de cavité.

OBS. — M. X., étudiant en médecine, qui est le sujet de notre deuxième observation, a disséqué un monorchide dont le testicule, arrêté dans le canal inguinal gauche, était renfermé dans une sorte de cavité, aux parois de laquelle il adhérait intimement.

OBS. — En septembre 1855, M. Legendre, prosecteur des hôpitaux, a fait l'autopsie d'un homme de quarante à quarante-cinq ans. Le testicule gauche, plus petit que celui du côté opposé, était logé dans le canal inguinal.

Les vésicules séminales étaient presque du même volume, cependant

---

(1) M. J. Cloquet a fait une autopsie d'un vieillard qui avait un testicule intra-abdominal. La glande était du même volume que celle qui était descendue.

celle de droite, plus pleine, plus saillante, renfermait un liquide largement pourvu d'animalcules spermatiques. Le canal déférent du même côté contenait des spermatozoaires ; dans le canal déférent et dans la vésicule séminale gauche, absence complète d'animalcules, le liquide renfermait des cellules épithéliales infiltrées de graisse.

Le liquide des deux vésicules était identique quant à la couleur et à la consistance.

M. Legendre nous a fourni une observation de testicule placé en travers de l'anneau abdominal du canal inguinal.

Dans son travail, M. Follin cite plusieurs faits de testicules arrêtés, l'épididyme et le canal déférent étant descendus dans le scrotum.

Sur le nommé Patrin, le testicule droit ne représentait plus qu'une sorte de cordon flexueux à son extrémité inférieure.

Obs. — Patrin (Antoine-Joseph), cinquante-deux ans, mécanicien, entré à l'hôpital du Midi le 7 septembre 1854, salle 9, lit 9, meurt le 19 du même mois, à la suite d'abcès urineux et de néphrite.

Patrin est monorchide, mais il présente d'autres anomalies. Ainsi à l'autopsie on constate qu'il a un rein unique, fortement dilaté, placé derrière et au-dessus de la vessie.

Le rectum est à droite.

Dans le canal inguinal droit je rencontre un cordon qui, arrivé dans le scrotum, se termine par une extrémité arrondie à 2 centimètres de l'anneau externe. Ce cordon est libre dans le tissu cellulaire de la bourse ; il paraît constitué par du tissu cellulo-graisseux ; mais un examen plus attentif me montre qu'il est formé dans sa partie centrale par une poche séreuse qui se continue supérieurement avec le péritoine et qui en bas s'arrondit en formant une ampoule qui, insufflée, a 15 millimètres de diamètre.

Ce conduit est très étroit dans le canal inguinal.

A la périphérie de cette poche vaginale j'aperçois le canal déférent, qui, d'un petit diamètre dans la région inguinale, se renfle, devient flexueux dans le scrotum et cesse brusquement en arrière du cul-de-sac séreux auquel il est intimement uni.

Une injection n'ayant pas été faite, je n'ai pu savoir exactement comment se terminait ce conduit dont l'extrémité inférieure avait le volume et l'aspect du canal déférent normal au moment où il se continue avec l'épididyme.

État du parenchyme testiculaire — D'après M. Follin la structure de la glande est modifiée, cet organe subit, tantôt une transformation fibreuse, tantôt une transformation graisseuse (1).

Dans le premier cas, par la diminution de volume des canalicules séminifères, le testicule revêt une apparence fibreuse; les cloisons celluleuses de la glande, par le retrait de la substance séminifère, deviennent plus visibles, et ce retrait, auquel ne s'accommode pas la tunique albuginée, donne à la glande une sorte de flaccidité.

Dans le second cas, il se fait dans l'intérieur du testicule un dépôt d'une matière grasse qui, comme dans le tissu musculaire, fait disparaître l'élément normal de l'organe.

Chez un jeune homme de seize ans, le testicule droit non descendu était du volume de celui d'un enfant de deux ans et le parenchyme glandulaire offrait un aspect granuleux (Curling).

M. Follin cite un cas dans lequel le système vasculaire de la glande était peu développé.

Scrotum. — Le scrotum qui a perdu sa forme bilobée, est moins développé du côté correspondant à l'ectopie.

D'après M. Follin, dans une certaine catégorie de faits, les bourses sont remplies par un tissu cellulo-graisseux; dans une autre série de faits, on rencontre une poche vaginale dans le scrotum.

Gubernaculum testis. — Quelques auteurs, cités par Robert, ont constaté l'absence ou l'atrophie de ce muscle. On a noté aussi la brièveté du cordon.

Vésicules séminales. — Dans l'observation de M. le docteur Broca, la vésicule séminale du côté du testicule non descendu, était plus petite de 1 centimètre. Dans la note que M. Legendre nous a fournie, la vésicule était moins pleine (2), elle ne renfermait pas

---

(1) M. le professeur Goubaux a donné des détails fort intéressants sur la structure des testicules retenus dans le ventre chez le cheval (*Recueil de médecine vétérinaire pratique*, t. XXIV, p. 131). Outre des modifications dans le volume et dans l'aspect de la substance du testicule devenu aussi molle que celle du fœtus, M. Goubaux a remarqué que le sperme contenu dans la vésicule séminale du côté où le testicule était dans l'abdomen, n'offrait pas d'animalcules spermatiques (Follin, *Archives*, 1851).

(2) En décembre 1855, nous avons lu à la Société de biologie une note sur l'atrophie des vésicules séminales dans l'orchite blennorrhagique aiguë.

d'animalcules comme dans trois cas rapportés par M. Follin (1).

Les monorchides appartenant à la variété que nous décrivons, paraissent aussi vigoureux que les autres hommes (2). Leur moral est quelquefois vivement affecté par cette anomalie (3).

Sécrétion spermatique. — Nous avons examiné une fois seulement le sperme éjaculé par un monorchide, il renfermait des animalcules.

Obs. — Bernard Came, vingt-trois ans, est entré le 23 octobre 1854, salle 11, lit 24 (hôpital du Midi). Il est affecté de chancres sur le prépuce et le gland ; le testicule gauche est descendu ; de ce côté varicocèle. Du côté droit le scrotum est vide ; on sent profondément dans le pli de l'aine une tumeur qui se laisse difficilement limiter, et qui semble formée par le testicule non descendu. — 14 novembre. Came me donne du sperme ; quoique éjaculé de la veille, ce liquide renferme des animalcules spermatiques privés de mouvement, des globules de pus, pas de vibrions ni de cristaux.

Sur la muqueuse uréthrale du nommé Patrin, monorchide qui avait succombé à des abcès urineux, M. Broca a trouvé avec nous du sperme qui renfermait des animalcules.

Dans l'observation communiquée par M. le docteur Legendre, cet anatomiste nous apprend qu'il a trouvé des spermatozoaires dans le canal déférent et dans la vésicule séminale du côté descendu.

M. Follin rapporte trois faits analogues.

Les monorchides dont le testicule descendu est sain sont féconds.

Des nombreuses observations que nous avons recueillies, nous avons tiré cette conclusion qu'ils peuvent procréer des enfants de sexe différent, et que le testicule descendu est sans influence sur le sexe.

Obs. — Schmidt, soixante-treize ans, cocher, n'a qu'un testicule du côté droit ; celui du côté opposé ne peut être senti nulle part ; il a trois enfants,

(1) Curling (deuxième édition, page 27) a vu un fait analogue.
(2) « Les individus monorchides (à un seul testicule) ne sont pas efféminés pour cela, » témoin Sylla le dictateur, et le Tartare Tamerlan, qui étaient, dit-on, ainsi conformés. » L'organe existant se trouve plus gros et peut faire la fonction de deux. » (Virey, *Dict.* en 60 vol., vol. XIII, p. 449.)
(3) Sir A. Cooper rapporte un exemple de suicide chez un monorchide.

deux garçons et une fille. Les deux garçons sont bien conformés. Pas d'antécédents dans la famille.

Obs. — M. X..., rentier, quarante-cinq ans, monorchide, a deux garçons. (Observation communiquée par M. Désormeaux.)

Obs. — M. X...; testicule gauche non descendu, a un fils qui présente la même anomalie. Un autre fils, né d'un autre mariage, a les deux testicules.

Obs. — M. X...; testicule droit non descendu, marié, a un fils. (Communiqué par M. Natalis Guillot.)

Obs. — M. J..., soixante ans. Le testicule droit est seul descendu; il est volumineux; celui du côté opposé, qui est de la grosseur d'une petite amande, est placé à l'orifice interne du canal inguinal. M. J., marié, a eu un fils.

Aucun antécédent dans la famille. (Communiqué par M. le docteur Charrier.)

Obs. — M. Aubr...; testicule gauche non descendu. Il est marié, a une fille. (Communiqué par M. le docteur Dolbeau.)

Obs. — M. Moutonnet, quarante-sept ans; testicule droit dans le canal inguinal, a un garçon et une fille. (Communiqué par M. Moysant.)

Obs. — M. X..., quarante-cinq ans; testicule droit non descendu, a eu des enfants. (Communiqué par M. le docteur Lenoir.)

Pronostic. — L'ectopie testiculaire n'est pas sans gravité, puisque sur 37 cas de monorchides, 12 fois le testicule non descendu était malade.

6 fois il était affecté de dégénérescence cancéreuse.

5 fois du côté droit, 1 fois du côté gauche.

6 fois il y avait épididymite.

2 fois dans le canal inguinal droit, 1 fois dans celui du côté opposé.

4 fois dans la fosse iliaque droite.

2 fois dans la région périnéale.

Ainsi, le testicule arrêté dans le canal inguinal droit est prédisposé à devenir malade et à subir la dégénérescence cancéreuse.

Dans sa thèse inaugurale, M. Lecomte cite deux observations de sarcocèle inguinal; une fois le côté n'est pas indiqué, dans le second cas l'anomalie était à droite.

Accidents qui peuvent résulter de l'ectopie testiculaire. — Le testicule arrêté dans l'abdomen peut s'enflammer; toutefois nous n'avons recueilli qu'un seul exemple de cette variété d'orchite.

Si la glande repose sur le plancher périnéal, elle pourra facilement être contusionnée.

Le testicule retenu dans le canal inguinal ne détermine souvent que du malaise. D'autres fois il occasionne de vives douleurs dans certaines attitudes; la marche, la course, le coït, etc., sont pénibles; l'équitation est souvent incompatible avec cette anomalie, car dans cet exercice la glande est à chaque instant comprimée (1).

Le testicule arrêté dans sa migration peut s'étrangler. Les auteurs citent différents exemples de ce fait : dans un cas rapporté par Lodeman, le malade succomba au tétanos. En général, l'ectopie testiculaire est loin d'offrir autant de gravité.

Nous avons dit plus haut que la glande pressée donnait lieu à des accidents; il est rare que les phénomènes morbides soient portés au point de nécessiter une opération, comme dans les trois observations suivantes :

Rosenmerkel rapporte l'histoire d'un homme de vingt-six ans chez lequel, à l'âge de seize ans, le testicule droit s'engagea dans le canal inguinal. Plus tard, la glande étant rentrée dans le ventre, devint le siége de douleurs intolérables lorsqu'il travaillait; comme il ne souffrait point lorsqu'il gardait le repos, il fut contraint à cesser toute occupation.

S'étant fait admettre à l'hôpital de Munich pour se faire traiter d'une affection chronique du larynx, le professeur Koch lui proposa de l'opérer, ce que le malade accepta avec empressement. L'opération fut ainsi pratiquée : une incision fut faite depuis le point où était le testicule arrêté dans l'aine jusqu'au fond du scrotum. Les parties sous-jacentes divisées avec soin, le testicule fut amené dans le

---

(1) L'inclusion inguinale crurale et périnéale doit motiver l'exemption du service militaire. L'inclusion abdominale, si le testicule n'a pas de tendance à s'engager dans le canal intestinal, n'est pas incompatible avec l'état de soldat. (Lecomte, page 40.)

scrotum et fixé par une suture, afin de l'empêcher de remonter ; les lèvres de la plaie furent réunies, mais la glande tendait à reprendre sa position première. La guérison fut longue et difficile.

Le docteur Hamilton, de Dublin, a enlevé le testicule droit retenu dans le canal inguinal chez un homme de quarante-cinq ans. A la suite d'un effort la glande s'était enflammée ; en sept semaines l'orchite se répéta quatre fois. Le testicule était logé dans une poche qui ne communiquait point avec le péritoine ; il était de petit volume, mais parfaitement sain. En vingt et un jours la guérison était complète.

En janvier 1853, M. le docteur Solly, de Saint-Thomas-Hospital, a amputé un testicule gauche qui était placé en dehors de l'anneau cutané du canal inguinal. Le malade, âgé de dix-neuf ans, avait une hernie inguinale du même côté ; il ne pouvait supporter aucune espèce de bandage, soit pour empêcher le testicule de remonter ou pour maintenir l'intestin déplacé. Il éprouvait des douleurs intolérables (1).

Le testicule enlevé était sain, de petite dimension, la tunique vaginale communiquait avec le péritoine, qui s'enflamma. La guérison se fit longtemps attendre.

Peut-on faciliter la descente du testicule? — Si l'organe est placé dans la région périnéale, toute manœuvre sera inutile ; s'il est arrêté au niveau de l'anneau interne ou dans le canal, on pourra retirer quelques bénéfices de pressions modérées faites de haut en bas, dans le but de faire cheminer le testicule.

On a recommandé de faire faire des efforts ; mais ces moyens, qui seront profitables si le testicule est dans le canal, offriront quelque danger si la glande est dans l'abdomen ; car alors on pourra amener la production d'une hernie.

Chez les nouveau-nés on pourra essayer l'électricité pour faire contracter le faisceau moyen du *gubernaculum testis*.

M. Chassaignac a tenté, sans succès, l'emploi des ventouses sur le scrotum.

MM. Vernois et Morel Lavallée donnent en ce moment des soins à un petit garçon de onze ans, qui a simultanément dans le canal inguinal droit un testicule non descendu et une anse intestinale déplacée. Au moyen d'un bandage approprié, ils essaient d'empêcher le testicule de remonter et la hernie de descendre.

Obs. — En 1852 (août et septembre), M. Chassaignac avait dans son service (hôpital Saint-Antoine) un jeune homme de dix-sept à dix-huit ans dont le testicule gauche était normal ; celui du côté opposé, de volume ordinaire, renfermé dans le canal inguinal, était mobile. Il pouvait facilement être amené dans le scrotum ; mais, abandonné à lui-même, il remontait aussitôt. M. Chassaignac eut l'idée de faire placer une ventouse sur la moitié droite du scrotum. Tant que durait l'application de l'appareil, la glande restait dans les bourses, mais elle remontait aussitôt qu'on cessait de faire le vide. Ce traitement fut suivi six semaines sans succès.

Si l'on parvient à faire passer le testicule dans le scrotum, on pourra l'y maintenir avec un bandage (1). Mais l'application de l'appareil ne devra pas être trop prolongée, car le testicule perdrait de ses propriétés.

Si toutes les tentatives faites pour faire descendre dans le scrotum le testicule arrêté dans le canal inguinal restaient sans succès, il y aurait avantage peut-être à pousser la glande dans la cavité abdominale, lieu dans lequel elle est peu exposée à devenir malade (2).

DEUXIÈME DIVISION.

Testicule descendu sain, le testicule non descendu à l'état pathologique.

Dans les trente-sept observations de monorchides que nous avons recueillies, nous n'avons rencontré que douze fois cette variété. Un fait nous a frappé : sur ces douze cas, six fois le testicule s'était enflammé à la suite de chaudepisse, la lésion était deux fois dans le canal inguinal droit, une fois dans celui du côté opposé, une fois dans la fosse iliaque droite, et deux fois dans la région périnéale.

Et le même nombre de fois le testicule non descendu avait subi

---

(1) Dans l'ectopie périnéale, Hunter conseille de rapprocher le plus possible la glande de la région inguinale, de l'y maintenir par un bandage. Il pense que ce traitement continué longtemps peut amener la guérison de cette infirmité, le testicule se fixant sur le côté du scrotum.

(2) Richter recommande, si le testicule est entièrement ou pour la plus grande partie hors de l'anneau, d'exercer quelques pressions pour le faire descendre dans le scrotum ; s'il est dans l'anneau ou derrière l'anneau il faut le repousser dans le bas-ventre. Arnaud, dit Richter, a tenu cette conduite et a parfaitement réussi.

une dégénérescence cancéreuse, cinq fois dans le canal inguinal droit et une fois seulement dans le canal inguinal gauche.

Causes prédisposantes. — Le testicule, qu'il soit placé dans le scrotum ou qu'il soit arrêté dans son évolution, est exposé aux mêmes affections ; les causes sont les mêmes, seulement elles paraissent avoir plus d'action sur le testicule non descendu; ce qui paraît tenir, selon nous, aux compressions que la glande éprouve à chaque instant, surtout dans le canal inguinal.

Causes déterminantes. — Un grand nombre de malades que nous avons interrogés, rapportent l'origine de leur affection à des coups qu'ils auraient reçus sur le testicule arrêté, ou plus souvent encore à des bandages qu'ils auraient portés pendant un temps plus ou moins long. Au reste, tous les auteurs ont noté ce dernier fait, qui est de la plus haute importance, et sur lequel on ne saurait trop insister.

Nous avons étudié séparément l'orchite blennorrhagique, et l'affection cancéreuse du testicule arrêté dans son évolution.

ORCHITE BLENNORRHAGIQUE.

Épididymite droite inguinale. — Obs. — Millet (Charles), vingt et un ans, entré le 1er mai 1854, salle 9, lit 2 (hôpital du Midi). Il est atteint d'une uréthrite. Le testicule droit est descendu à l'âge de treize ans. Cette glande a un tiers du volume normal; elle est suspendue et adhérente à l'anneau cutané du canal inguinal par l'épididyme, dont la tête, fortement tuméfiée et contenue dans le canal, forme une tumeur apparente au niveau du pli de l'aine (1). Ce malade présente des accidents de hernie étranglée (fièvre, vomissements répétés). Un traitement antiphlogistique est ordonné par M. Vidal (de Cassis). Le 20 mai 1854, Millet quitte l'hôpital du Midi. A ce moment, le testicule droit est toujours uni au canal inguinal par l'épididyme, dont la tête forme une tumeur renfermée dans ce conduit, sur les parois duquel il est fixé.

Obs. — M. le docteur Puche, il y a quelques années, a donné des soins à un malade qui avait une uréthrite et un testicule enflammé dans le canal inguinal droit. La tumeur simulait une adénite.

Épididymite inguinale gauche. — Obs. — Turbeaux (Jean), vingt-quatre ans, entré le 28 décembre 1855, salle 4, lit 13 (hôpital du Midi). Testi-

(1) Je ne crois pas que cette variété d'épididymite ait encore été indiquée.

cule gauche arrêté dans le canal inguinal. Exempté du service militaire pour cette infirmité. Le 22 décembre, pendant le cours d'une blennorrhagie, le testicule gauche s'enflamme. Aussitôt, phénomènes de péritonite qui cessent sous l'influence d'un traitement antiphlogistique.

Épididymite iliaque droite. — Obs. — En 1851, hôpital du Midi, salle 6, est entré le nommé X..., âgé de vingt-cinq ans, ayant, en même temps qu'un écoulement, des douleurs vives dans la fosse iliaque droite, avec fièvre et vomissements. M. Dolbeau, interne du service, diagnostiqua d'abord une péritonite; mais un examen plus attentif lui fit voir qu'il s'agissait simplement d'une inflammation du testicule arrêté dans la fosse iliaque droite.

Épididymites périnéales. — En 1845, M. Ricord a donné des soins à deux jeunes gens qui offraient cette affection. Chez le premier, il crut tout d'abord à une inflammation des glandes de Cooper. Il allait porter le bistouri dans la région périnéale, quand il eut l'idée d'examiner le scrotum.

Les observations qui précèdent montrent que l'inflammation du testicule non descendu est encore assez fréquente. Cette affection simule une hernie étranglée, une péritonite, une adénite. Dans les deux observations que je dois à l'obligeance de M. Ricord, l'inflammation de la glande fut prise tout d'abord pour une cowpérite (1). Elle aurait pu aussi faire croire à un abcès périnéal ou péri-uréthral.

L'inflammation du testicule resté dans la cavité abdominale peut déterminer une péritonite mortelle. Curling en rapporte un exemple : le sujet de l'observation était un petit garçon de dix ans, qui avait reçu un coup de pied sur la région inguinale droite, point dans lequel le testicule était arrêté.

Le diagnostic différentiel de ces tumeurs sera facile si l'ectopie testiculaire est reconnue.

Le traitement devra être actif. On insistera sur les antiphlogistiques. La ponction du testicule resté dans le canal, dans quelques cas donnera de bons résultats, et fera cesser les phénomènes inflammatoires.

Le débridement pourra être pratiqué pour faire cesser les phénomènes d'étranglement.

(1) Cette affection a été décrite pour la première fois dans la Thèse inaugurale de M. le docteur Gubler (*Des glandes de Méry* (1849), vulgairement *glandes de Cowper, et de leurs maladies chez l'homme*). L'auteur rapporte cinq observations d'abcès des glandes de Méry.

DÉGÉNÉRESCENCE CANCÉREUSE (1).

Nous n'avons recueilli que six observations de dégénérescence cancéreuse de testicules non descendus. Nous croyons devoir rappeler que, toujours la glande était dans le canal inguinal, cinq fois la lésion était du côté droit, une fois seulement du côté gauche.

Obs. — En 1850, M. Ricord fut consulté par M. X..., négociant de Marseille, âgé de trente ans, qui avait le testicule droit arrêté dans le canal inguinal. La glande avait subi la dégénérescence cancéreuse, mais n'était point ulcérée. L'opération ne fut point pratiquée. Peu après, le malade succomba à des tumeurs malignes de l'abdomen. (Ce malade a été vu par MM. Maisonneuve et Favrot.)

Obs. — En 1849, M. Ricord a opéré M. X..., âgé de plus de trente ans, qui avait un testicule cancéreux non ulcéré dans l'aine droite. Le malade a succombé depuis, mais non aux suites de l'opération.

Obs. — M. X..., quarante-cinq ans, père de famille, avait le testicule droit dans le canal inguinal ; cet organe ayant été contusionné devint cancéreux (2). L'opération fut pratiquée. Un an plus tard le malade succombait à des tumeurs malignes de l'abdomen. (Observation communiquée par M. le docteur Lenoir.)

Obs. — En 1855, M. Chassaignac a été consulté par le nommé X..., âgé de vingt-cinq ans, cultivateur. Ce malade avait dans le canal inguinal droit une tumeur formée par un testicule cancéreux. La moitié correspondante du scrotum était vide.

Obs. — En janvier 1856, M. le professeur Jobert (de Lamballe) a enlevé un testicule cancéreux renfermé dans le canal inguinal droit. L'opéré était âgé de vingt à vingt-cinq ans, et paraissait jouir d'une bonne santé. (Observation communiquée par M. Genouville.)

(1) Dans la thèse de M. Lecomte, nous voyons que Lassus, Rossi, Chopart, Pott, et plus récemment Boyer, Nægèle, Mauzoni, MM. Velpeau, Roux, Gama ont observé cette maladie grave.
(2) M. Gaultier de Claubry a vu survenir le sarcocèle inguinal à la suite d'un coup porté sur la paroi abdominale correspondante au testicule non encore descendu.

Obs. — M. Moutonnet (Jean-Baptiste), quarante-sept ans, marchand de chevaux, est entré le 31 janvier 1856 à la maison municipale de santé. Marié, il a deux enfants, un fils et une fille. Le testicule gauche, arrêté dans le canal inguinal, est cancéreux mais non ulcéré. Le début de la tumeur remonte à une année.

Il était en traitement quand, le 10 février 1856, il est pris d'une angine à laquelle il succombe le 13. (M. Moysant, qui m'a communiqué cette note, n'a pu faire l'autopsie.)

Les six observations qui précèdent montrent que le testicule resté dans le canal inguinal est prédisposé à subir la dégénérescence cancéreuse (1), surtout quand l'anomalie a pour siége le côté droit.

Nous n'avons pu recueillir assez d'observations pour tracer l'histoire complète de cette affection qui est presque toujours mortelle; il sera assez facile de reconnaître que la tumeur de l'aine, est formée par un testicule cancéreux, si l'on est prévenu de l'ectopie.

Cette maladie nécessitera toujours un traitement chirurgical.

Sécrétion spermatique. — Nous n'avons pas eu l'occasion d'examiner au microscope le sperme de monorchides appartenant à cette variété, mais nous supposons qu'il renferme des animalcules, le testicule descendu étant sain.

TROISIÈME DIVISION.

Testicule descendu à l'état pathologique; celui du côté opposé arrêté dans son évolution étant sain.

Dans les recherches que nous avons faites, nous n'avons observé que six fois cette variété, cinq fois le testicule descendu s'était enflammé dans le cours d'une blennorrhagie, trois fois du côté droit, deux fois du côté gauche, et une fois seulement le testicule descendu sous l'influence d'un bandage avait subi une transformation fibreuse.

---

(1) Dans une autopsie de sarcocèle inguinal faite par P. Robert, le testicule, le rein et une partie du muscle psoas étaient confondus et convertis en une masse tuberculeuse ramollie.

Nous n'avons pas ici à indiquer les causes, symptômes, pronostic et traitement de l'épididymite scrotale. Nous nous bornerons à citer les observations que nous avons recueillies, puis nous étudierons les modifications de la sécrétion spermatique.

Obs. — Le nommé Fosse (Nicolas), vingt-cinq ans, est entré le 19 avril 1855 salle 10, lit 18. Depuis un an il a une uréthrite. Le 15 avril 1855, épididymite du côté droit. Le 23, M. Vidal (de Cassis) débride le testicule enflammé.

Le 8 mars, le noyau de la queue de l'épididyme n'est plus que de la grosseur d'un petit pois.

28 mars. L'épididyme est revenu à l'état normal. J'examine le sperme de ce malade. Ce liquide ne renferme pas d'animalcules spermatiques (1).

Or Fosse n'a que le testicule droit descendu. La moitié gauche du scrotum est vide. La glande ne peut même pas être sentie dans l'abdomen. (Ce malade a été examiné plusieurs fois par M. Paul Boncour, interne du service.)

Obs. — En 1854, hôpital de la Charité, salle Sainte-Vierge, est entré le nommé X..., âgé de vingt-cinq ans, ayant une épididymite du côté droit. Le testicule gauche, arrêté dans l'anneau, avait à peine le volume d'une grosse fève. (Observation communiquée par M. le docteur Dolbeau.)

Obs. — Le nommé Latruffe, trente-quatre ans, charpentier, entré le 14 juin, sorti le 20 juin 1853 (hôpital du Midi, service de M. Ricord), est atteint d'une épididymite à droite depuis quatre ou cinq jours (monorchide). Hernie inguinale du côté gauche, au milieu de laquelle on sent le testicule moins développé que le droit. (Note remise par M. le docteur Dufour.)

Obs. — En décembre 1855, M. Charnal, interne de M. Chassaignac, m'a fait examiner le nommé X..., charretier, âgé de vingt ans, couché salle Saint-Louis, n° 24. Cet homme, fort et vigoureux, est atteint d'une orchite qui paraît strumeuse du côté gauche. Le testicule droit est arrêté dans le canal inguinal. Cet organe est du volume normal.

Obs. — Le nommé Chenot (Louis), âgé de vingt ans, garçon boucher, tempérament lymphatique, est entré le 5 février 1856 à l'hôpital du Midi, salle 3, lit 22, chaudepisse; en décembre 1855.

(1) Il est intéressant de savoir que Fosse, quoique guéri, et l'épididyme revenu à l'état normal, était resté stérile; mais il avait eu une orchite parenchymateuse qui avait nécessité un débridement.

Or j'ai déjà observé un fait de suspension de sécrétion spermatique pendant le cours de cette variété d'orchite.

Épididymite du côté gauche le 26 janvier 1856. Le 5 février, il entre à l'hôpital. Formation d'abcès dans le scrotum.

L'orchite semble de nature strumeuse.

Chenot n'a pas de testicule droit, mais dans la moitié correspondante du scrotum on reconnaît l'existence d'un petit cordon long de 2 centimètres à peu près, qui paraît suspendu à l'orifice abdominal du canal inguinal.

Je suis porté à supposer que chez cet homme le testicule droit offre une disposition à peu près semblable à celle indiquée dans l'observation du nommé Patrin.

OBS. — Cousin (Charles), trente-deux ans, entré le 17 août 1855, sorti le 17 décembre. (Salle Saint-Louis, lit 14, hôpital la Riboisière.)

Homme fort et vigoureux, atteint d'un anus artificiel dans l'aine droite. De ce côté, le testicule, descendu dans le scrotum, a subi une transformation fibreuse qui paraît résulter de l'emploi de bandages.

Cousin nie tout antécédent syphilitique.

Du côté gauche, le scrotum est vide. Le testicule, du volume d'une fève, est resté dans le canal inguinal.

Le 7 décembre, Cousin me fait remettre du sperme éjaculé; il ne renferme pas d'animalcules spermatiques.

Ces cinq observations offrent un certain intérêt. Deux d'entre elles méritent d'être mentionnées spécialement.

Ainsi, chez le nommé Fosse et chez le nommé Cousin, le testicule descendu était à l'état pathologique, et le testicule resté dans le canal, quoique sain, ne sécrétait pas de sperme fécondant, puisque, dans le liquide éjaculé, je n'ai point trouvé de spermatozoaires.

Or, en 1854 (1) (*Mémoires de la Société de biologie*), M. le doc-

(1) M. X..., âgé de trente ans, a été constamment maladif, maigre, chétif, sujet à de fréquentes diarrhées, qui survenaient sans cause appréciable.

Les testicules, restés dans l'abdomen jusqu'à quinze ans, s'engagent, celui de gauche, dans l'anneau inguinal, où il a contracté des adhérences intimes, celui de droite descend dans le scrotum, entraînant avec lui une anse intestinale, qui exige l'application d'un bandage pour maintenir l'intestin dans sa cavité naturelle.

Premiers rapports sexuels à dix-huit ou dix-neuf ans, rares jusqu'à vingt-trois, époque à laquelle survient un écoulement peu abondant.

En 1847, après des rapports sexuels répétés deux ou trois fois chaque nuit, pendant plusieurs semaines, survient une blennorrhagie qui persiste trois mois à l'état aigu, et qui, en 1847, existait à l'état de suintement.

M. X... est d'une taille de 1 mètre 80 centimètres; il est d'une faible constitution;

teur Piogey a communiqué une observation analogue à celle du nommé Cousin.

Dans un travail publié en 1851 (*Archives de médecine*), M. Follin rapporte 3 cas dans lesquels il y avait absence de spermatozoaires dans les vésicules séminales correspondantes au testicule non descendu (1).

L'observation de M. le docteur Piogey et les deux recueillies par nous, sur les nommés Cousin et Fosse, sont les seules dans lesquelles la démonstration du fait soit basée sur l'examen microscopique du

il a la peau blanche, fine, presque diaphane, la physionomie régulière, la barbe et les cheveux noirs, soyeux, bien plantés et abondants; la poitrine est peu bombée, étroite, les muscles de la vie de relation peu développés; les formes sont arrondies. Le moindre travail physique détermine de la fatigue, du malaise; la course est pénible, occasionne de l'oppression; pusillanime, sans énergie, il n'a jamais fait de gymnastique; non passionné, il a un caractère bizarre, et manque de spontanéité dans la pensée et l'exécution de ses projets.

Marié depuis plus d'une année, M. X... accomplit plusieurs fois par semaines les devoirs conjugaux sans malaise et sans fatigue.

Le 15 septembre 1853, l'examen des organes génitaux urinaires donne les résultats suivants : le pubis est couvert de poils nombreux; le pénis régulier est d'un volume ordinaire.

Le testicule droit, seul, descendu dans le scrotum, souple, régulier, a dans sa plus grande circonférence 14 ou 15 millimètres. L'épididyme, sans présenter d'hypertrophie, est dur et comme fibreux.

Le testicule gauche fait saillie sous les téguments de la région inguinale. Aplati, légèrement atrophié, plus mou qu'à l'état normal, il a contracté des adhérences intimes qui s'opposent à ce qu'on lui fasse franchir l'orifice interne et l'orifice externe. Du côté droit il n'y a jamais eu d'épididymite blennorrhagique ou d'inflammation d'une autre nature pouvant expliquer l'induration constatée.

Le 15 septembre, on examine le sperme recueilli par M. X...; ce liquide a une odeur légèrement sulfureuse; laiteux et à peine visqueux, il ne peut être réuni en collection. Le microscope y démontre la présence de cellules épithéliales en très grand nombre, de cellules graisseuses, jaunâtres, et de granules moléculaires grisâtres, sans un seul spermatozoaire.

Le 16 et le 17, même résultat fourni par l'examen de produits provenant de rapports sexuels différents.

Le 23 septembre, après une continence de six jours, la liquide est plus abondant, plus visqueux; il a l'odeur *sui generis*, mais le microscope y démontre la présence de cellules épithéliales, de granules moléculaires et pas un seul spermatozoaire.

(1) J'ai, dans trois cas, examiné le sperme contenu dans la vésicule séminale correspondante au testicule retenu dans l'anneau, et chaque fois j'y ai trouvé une absence complète de spermatozoïdes. L'examen comparatif du côté opposé m'a fait voir que les spermatozoïdes ne manquaient pas dans la vésicule séminale. (Follin, mémoire cité.)

sperme éjaculé. Le testicule non descendu ne sécrète donc pas de spermatozoaires.

QUATRIÈME DIVISION.

Le testicule descendu et celui du côté opposé arrêté dans sa migration à l'état pathologique.

Cette variété est fort rare, je n'ai recueilli que deux observations que je dois à l'obligeance de mon ami M. Vangaver et de M. le docteur Charles Dufour.

Obs. — Jacquet, trente-quatre ans, jardinier, tempérament sanguin, constitution bonne.
Entré le 20 janvier 1853, salle 10, lit 13 (hôpital du Midi).
Chaudepisse le 1er janvier.
5 janvier, orchite du côté droit.
Le 17 janvier, le testicule gauche, qui est resté dans le canal inguinal, devient dur, rénitent et douloureux.
Quelques jours plus tard le testicule droit est de nouveau le siége d'une inflammation aiguë.

Obs. — Le nommé Viar, vingt-trois ans, serrurier, entré le 18 octobre 1853, sorti le 4 novembre 1853. (Service de M. Ricord, hôpital du Midi.)
Épididymite à droite depuis trois jours. De ce côté le testicule n'est pas entièrement descendu. Le malade le maintient habituellement avec un bandage inguinal.
Le 25 novembre, Viar rentre à l'hôpital avec une épididymite à gauche (le testicule de ce côté est dans le scrotum).
Il sort guéri de l'hôpital le 19 décembre 1853. (Note communiquée par M. Ch. Dufour.)

CRYPTORCHIDES.

L'histoire des cryptorchides n'a point encore été faite. Dans les nombreuses recherches que nous avons entreprises pour élucider ce point de la science, nous avons recueilli des observations curieuses, il est vrai, mais fort incomplètes, dans lesquelles on s'est borné à noter si les hommes dont les testicules n'étaient pas descendus avaient des enfants, sans tenir suffisamment compte des difficultés inhérentes à ces sortes de recherches.

Nos observations, qui reposent sur des bases certaines, nous ont permis d'établir cette loi que les cryptorchides ne sont point aptes à reproduire, si toutefois on veut bien admettre avec nous que le sperme n'est fécondant qu'autant qu'il renferme des spermatozoïdes.

La rareté de cette anomalie rend fort difficile l'étude que nous avons entreprise.

Le nombre des cryptorchides varie avec l'âge des sujets observés; ainsi, tandis que sur 102 nouveau-nés venus à terme, Wrisberg a rencontré douze fois l'ectopie testiculaire double (1), sur 10,800 conscrits, Marschall n'a observé qu'un seul homme qui présentât cette anomalie.

Les cryptorchides ignorent en général (fort heureusement pour eux) les conséquences de leur infirmité. Aussi c'est le plus souvent au hasard qu'on doit de pouvoir étudier cette anomalie.

Bien plus, s'ils connaissent le vice de conformation dont ils sont l'objet, ils cachent leur état pour éviter le ridicule, pour échapper aux plaisanteries. Nous pensons que le plus souvent ils exagèrent leurs facultés génératrices pour faire supposer qu'ils sont en tout semblables aux autres hommes.

Dans ce travail nous ne nous sommes occupé que des cryptorchides congénitaux, c'est-à-dire des hommes qui n'ont point les testicules descendus dans le scrotum.

Il serait intéressant de faire une étude comparative, et de savoir en quoi, pour le physique, le moral, les facultés génératrices, etc., ils diffèrent:

1° Des eunuques châtrés dans leur enfance;

---

(1) Sur les 102 sujets à terme observés par Wrisberg :
72 étaient bien conformés.
11 fois le testicule droit était descendu.
7 fois c'était celui du côté opposé.
Enfin 12 fois le scrotum était vide.
D'après Hevin, l'évolution tardive du testicule s'achèverait dans l'adolescence.
D'après Hunter ce serait entre la deuxième et la sixième année.

2° Des hommes dont les glandes spermatiques ont subi un arrêt de développement ;

3° De ceux qui ont perdu leurs testicules par la castration après la puberté ;

4° Enfin, des hommes qui ont eu une orchite double, suivie de l'atrophie des glandes enflammées.

Les hermaphrodites mâles sont des cryptorchides dont le scrotum, privé de son contenu, présente vers sa partie moyenne une fissure percée par l'orifice du méat. Cette fissure donne aux bourses l'aspect des grandes lèvres.

Nous avons rassemblé les cas de cryptorchides qui existent dans la science ; puis nous les avons fait suivre de cinq observations que nous avons recueillies.

Dans l'*Alphabet anatomique* nous trouvons un exemple rapporté par Cabrol. Le cryptorchide se maria et eut deux enfants :

« Vous entendrez, dit-il, qu'estant moy à Beaucaire, je feus appelé
» pour avoir advis de moy par les parents d'un jeune homme de ladicte
» ville, aagé de vingt-deux ans ou environ, pour scavoir si on le marie-
» rait ou si on le ferait d'église, veu qu'il n'avait point aucun testicule. Je
» leur conseillay de le marier, le voyant gaillard, non efféminé. Il est
» encore en vie et a eu deux enfants de son mariage. » (*Alphabet anatomique*, p. 87.)

Le même auteur raconte l'histoire d'un homme qui fut pendu pour viol, et dont il fit l'autopsie :

« Entre autres choses, dit Cabrol, le plus rare, c'est qu'il ne lui feust
» trouvé aucun testicule, ni extérieurement, ni intérieurement ; bien luy
» trouvasmes nous ses gardouches ou greniers autant remplis de semence
» qu'à l'homme que j'aye anathomisé despuis ; cela estonna merveilleuse-
» ment toute l'assistance. » (*Alphabet anatomique*.)

Verdier (*Traité des bandages*, p. 446) cite un homme qui, jusqu'à trente-quatre ans, eut les testicules dans l'abdomen. A la suite d'un effort, l'issue de ces corps eut lieu ; il se maria et eut des enfants.

Nous rapprochons de cette observation la suivante :

Desgenettes rapporte (*Journal de médecine*, juillet 1794) l'histoire d'un jeune hypospade dont le scrotum ne renfermait pas de testicules, et qui, jusqu'à l'âge de dix-sept ans, fut regardé et élevé comme une femme. Plus tard les testicules descendirent. Il se maria. On ne sait pas s'il eut des enfants.

Curling nous apprend (p. 26) que l'on conserve dans le musée de *Guy's hospital* les organes génitaux d'un élève de A. Cowper qui se suicida à cause de cette infirmité. Les deux testicules sont dans l'abdomen; ils sont un peu moins gros que d'ordinaire. Au moment de l'autopsie les canaux déférents renfermaient du sperme (1).

Hunter a observé un cryptorchide qui avait les deux testicules dans l'abdomen, et qui jouissait de ses facultés.

Poland a rappelé le fait d'un homme de vingt-neuf ans qui présentait cette anomalie. Il se maria deux fois, et eut deux enfants.

Le docteur Cock, chirurgien à l'hôpital de Guy, a communiqué la note suivante à M. Curling :

Un homme de trente ans a les deux testicules dans le ventre; il est très porté pour les femmes. Il s'est marié deux fois, et a eu des enfants de ses deux femmes.

Le docteur Curling a donné des soins, il y a quelques années, à un jeune homme qui avait les deux testicules non descendus, avec une double hernie, infirmité pour laquelle il portait des bandages. Depuis, devenu homme, il présente tout l'extérieur de la virilité.

Dans l'ouvrage de M. Félix Roubaud (*Traité de l'impuissance et de la stérilité*, t. II, p. 615), nous lisons les lignes suivantes :

« J'ai connu un homme de trente-deux ans, tapissier, doué de tous les
» attributs de la masculinité, marié, père de deux enfants, et dont le scro-
» tum était veuf de tout testicule. Cet homme m'a assuré avoir toujours été
» dans cet état. Le scrotum ne présentait aucune trace de raphé; il était
» petit, ratatiné, et comme rempli d'un tissu cellulo-graisseux. A travers
» ce tissu et du côté gauche seulement on sentait le cordon spermatique,
» mais il était impossible de distinguer le canal déférent. Le côté droit ne
» laissait rien soupçonner, et les testicules étaient insaisissables au toucher,
» dans quelque point qu'on essayât de les chercher. »

M. Roubaud ne veut pas insister sur la paternité de cet homme (dont il paraît douter). Les désirs vénériens existaient, et le coït s'accomplissait normalement. M. Roubaud regrette de n'avoir pas pu examiner le sperme de cet homme, qui partit pour l'Afrique avec la colonie parisienne de 1848.

Dans le travail de M. Follin que nous avons cité plusieurs fois (2), nous ne voyons pas qu'il ait observé un seul exemple de cryptorchides.

(1) L'examen microscopique n'a pas été fait.
(2) *Archives de médecine*, 1851.

Telles sont les observations que nous avons trouvées dans la science ; celles qui vont suivre ont été recueillies par nous.

Obs. n° 1. — M. Désormeaux, chirurgien des hôpitaux, donne en ce moment des soins à un jeune enfant de sept ans, assez vigoureux du reste, qui a le testicule gauche dans le canal inguinal ; la glande du côté opposé ne peut être sentie nulle part.

Obs. n° 2. — Deux frères ont épousé les deux sœurs, l'un est bien conformé, l'autre est cryptorchide ; le premier est père de famille ; le second, après dix ans de mariage, n'a pas d'enfant. Sa femme n'a jamais fait de fausse couche. Le sujet de cette note est dans une position brillante ; homme fort et vigoureux, rien ne trahit son infirmité. Avant de se marier il courait les femmes ; plusieurs fois même il a eu à s'en repentir. (Observation due à l'obligeance de M. le docteur Gilette.)

Obs. n° 3. — M. le docteur Martin Magron a bien voulu me donner la note suivante :

M. X..., homme de taille moyenne, bien constitué, dont le menton est garni de barbe, dont la voix est faible, n'a pas de testicule dans les bourses. Aucun signe extérieur ne fait supposer son vice de conformation. Sa femme, qui est jeune et belle, après trois ans de mariage, a eu un enfant ; *mais je suis certain qu'elle a eu des faiblesses.* Actuellement elle vit séparée de son mari. (Des motifs de convenance nous empêchent de donner plus de détails à cette observation.) (1).

Obs. n° 4. — M. X..., trente-trois ans, marié depuis dix ans à une femme bien portante, n'a pas d'enfants. M. X... n'a pas de testicules dans les bourses, qui sont peu développées ; il est blond, il a la voix faible et l'intelligence très bornée. Il remplit convenablement ses fonctions d'époux. Sa femme et lui-même ont ignoré son infirmité jusque dans ces derniers temps. (Communiqué par M. le docteur Martin Magron.)

Obs. n° 5. — Dernièrement, en décembre 1855, M. le docteur Martin Magron a eu l'obligeance de m'envoyer du sperme provenant d'un jeune homme âgé de vingt-deux ans, qui a un testicule dans la fosse iliaque droite ; celui du côté opposé est arrêté dans le canal inguinal. Ce jeune homme qui était venu consulter, se croyant atteint d'une hernie, est blond, imberbe, timide, de petite taille, faible de tempérament. Sa voix n'a rien

(1) Cette observation, que nous devons à l'obligeance de M. Martin Magron, semblerait faire croire que les cryptorchides sont aptes à procréer ; mais l'infidélité de la femme ayant été constatée, cette note au contraire confirme la règle que nous avons établie.

de particulier. Rien ne ferait croire qu'il est cryptorchide. Son scrotum, de volume moyen, est flasque. Ayant examiné au microscope le sperme, je n'y ai point rencontré d'animalcules spermatiques. MM. Martin Magron et Ordonnez, qui avaient fait la même recherche avant nous, étaient arrivés au même résultat.

Après avoir énuméré les différentes observations de cryptorchides que nous trouvons dans les auteurs et celles que nous avons recueillies, nous devons indiquer les différentes opinions émises sur l'aptitude des cryptorchides à reproduire.

Hunter pensait que les testicules restés dans l'abdomen étaient défectueux, et n'avaient pas les qualités nécessaires pour la fécondation. Cette opinion a été combattue par Richard Owen.

M. Lecomte, dans sa thèse inaugurale, que nous avons citée plusieurs fois, après avoir rappelé l'opinion de Hunter, rapportée plus haut, s'exprime de la sorte : « Il n'en est pas ainsi, et des » sujets placés dans ces conditions ont pu avoir le sens génital très » développé en paraissant conserver la faculté d'engendrer. »

Virey (*Dict.* en 60 vol., t. XIII, pag. 449) ne considère pas les cryptorchides comme des eunuques, les testicules pouvant être restés dans l'abdomen. Les oiseaux, les lapins, et tous les autres animaux sont dans ce cas, dit-il.

Paul Zacchias et Martin Shurig ont pensé que le mariage pouvait être permis en plusieurs cas aux eunuques. Il est certain, au moins que ceux auxquels on a retranché les testicules et non la verge, peuvent encore entrer en érection, et sont capables de coït (Plazzoni, observ. 52), mais sans éjaculation de sperme, ce qui les rendait précieux aux Romaines, s'il faut en croire le mordant Juvénal (*Sat.* VI, V, 364).

A l'article IMPUISSANCE du *Dictionnaire* en 60 volumes, nous trouvons les lignes suivantes : « Si l'absence réelle des testicules n'exclut » pas toujours la faculté érectile, elle ne permet du moins d'exercer » qu'un simulacre de coït, dont les conséquences sont nulles. »

Dans le *Traité de l'impuissance* de M. Félix Roubaud, nous lisons, vol. II, pag. 610 : « Que l'absence congénitale des deux testicules,

» cause radicale d'impuissance et de stérilité, est possible, et se tra-
» duit toujours par l'absence de désirs vénériens et de spermato-
» zoïdes (1), et par la substitution des attributs physiques et mo-
» raux de la femme au caractère constitutif de l'homme. »

Plus loin (pag. 613), cet auteur paraît croire que les cryptorchides sont aptes à reproduire, quand il rapporte l'observation du tapissier (2).

Ce fait, suivant lui, est décisif contre l'opinion énoncée par Hunter.

Enfin (pag. 615), M. Roubaud nous dit qu'il ne faudrait déclarer un homme impuissant et stérile pour cause d'atrophie testiculaire, que si les deux testicules étaient retenus dans le ventre ou dans l'aine.

———

Comme on le voit, les auteurs sont loin de s'accorder sur la question de savoir si les cryptorchides sont aptes à la procréation. Quant à nous, en nous basant sur les observations que nous rapportons, notre opinion à ce sujet est complétement arrêtée; et de plus, nous croyons que le monorchide dont le testicule descendu est malade, se trouve, au point de vue de la sécrétion spermatique, identiquement dans la condition des cryptorchides. Cette analogie peut être permanente ou temporaire; car si le cryptorchide est stérile à tout jamais, le monorchide peut recouvrer ses facultés quand le testicule malade revient à l'état normal.

L'anomalie dont nous faisons l'histoire ne paraît pas avoir constamment une influence directe sur les forces physiques.

Toutefois, dans les trois observations que nous avons recueillies, les hommes paraissaient notablement moins vigoureux.

Un homme peut avoir le vice de conformation que nous décrivons sans le savoir; bien plus, cette infirmité peut rester ignorée de sa femme (voy. l'observ. n° 4, p. 34).

(1) Il est utile de rappeler que M. Roubaux n'a point examiné au microscope le sperme de cryptorchides.
(2) Voy. page 33.

Dans les faits que nous avons rappelés, l'intelligence était notablement moins développée (1).

Nous ne savons rien des modifications du caractère.

On ne doit pas assimiler les cryptorchides aux eunuques châtrés dès leur enfance; car ceux-ci, disent les auteurs, sont gros, imberbes, et ont tout l'extérieur d'une femme.

Du reste, l'obésité des eunuques dépend peut-être beaucoup de la vie sédentaire qu'ils mènent (2).

Il est bon de rappeler que les hommes qui sont le sujet de nos quatre observations n'avaient rien qui pût faire croire à leur infirmité.

On ne doit pas supposer les cryptorchides dans la condition des hommes qui ont perdu leurs testicules par castration après l'âge adulte, ou à la suite de l'atrophie qui succède quelquefois à l'orchite.

Pour nous, on doit les ranger dans la catégorie de ceux dont les testicules ne se sont pas développés.

Le fait dominant des observations 2, 3, 4 et 5, c'est que les cryptorchides sont stériles mais non impuissants.

(1) Les eunuques sont habituellement pusillanimes, ils ont l'esprit aussi petit que le caractère. (Virey, *Dict.* en 60 vol., article Eunuque.)

(2) Le premier trait distinctif de l'eunuque est la mollesse, la pâleur, la flaccidité des chairs, le relâchement de son tissu cellulaire; son système glanduleux et lymphatique est très développé, très humide, comme chez le sexe féminin. (Muralt, *Vade mecum med.*, page 468.)

Un second trait est le défaut de barbe, de poils aux aisselles et au pubis chez les castrats faits avant l'âge de puberté, époque de la naissance de ces productions.

L'homme châtré qui a subi la castration après l'accroissement de la barbe la conserve, quoique moins fournie et moins épaisse qu'à l'ordinaire. (Aristote, *Hist. anim.*, l. IX, c. L; Buffon, *Hist. nat.*; Withof, *De castratis*, page 60.)

Les eunuques ont d'ordinaire plus d'empâtement et d'embonpoint que les autres individus; ce qu'on observe chez les bœufs, les moutons, les chapons, comparés aux taureaux, béliers, coqs, etc. (Virey, *Dict.* en 60 vol., t. XIII, page 452.)

D'après Ramazzini (*Morb. artific.*, page 621, édit. de Genève), les eunuques ont le ventre mou, relâché, de grosses cuisses, des jambes gonflées par l'humidité abondante qui y descend. Cette même flaccidité déforme leurs pieds, les rend peu ingambes, peu propres à la marche.

D'après Virey (*Dict.* en 60 vol.), c'est principalement sur l'organe vocal que la castration manifeste son influence. Cette opération, détendant les fibres vocales, ne permet pas au larynx de s'élargir, alors l'eunuque conserve le même son de voix aigu ou de dessus (soprano) qu'il avait dans l'adolescence. Tout au plus il acquiert un plus grand volume de voix par l'agrandissement de la poitrine avec l'âge.

L'observation de Verdier (1) ferait supposer que cette infirmité peut cesser si le testicule descend. Cela nous paraît plus que douteux, surtout si l'évolution se fait à un âge avancé, comme dans le cas rapporté par lui.

Dans l'observation n° 5, le liquide éjaculé ne renfermait point d'animalcules. Nous devons répéter que c'est la première fois que le sperme d'un cryptorchide a été soumis à l'examen microscopique.

Maintenant, si nous rapprochons de ces quatre faits les observations de Fosse et de Cousin, celle du malade de M. le docteur Piogey, nous aurons la preuve certaine que le testicule non descendu ne sécrète pas d'animalcules spermatiques, et que les cryptorchides sont stériles.

La démonstration de ce fait peut être d'une grande importance en médecine légale.

(1) Voy. page 32.

FIN.

www.ingramcontent.com/pod-product-compliance
Lightning Source LLC
Chambersburg PA
CBHW061011050426
42453CB00009B/1371